ÉTUDE

SUR LE

TABES DORSAL SPASMODIQUE

PUBLICATIONS DU *PROGRÈS MÉDICAL.*

ÉTUDE

SUR LE

TABES DORSAL

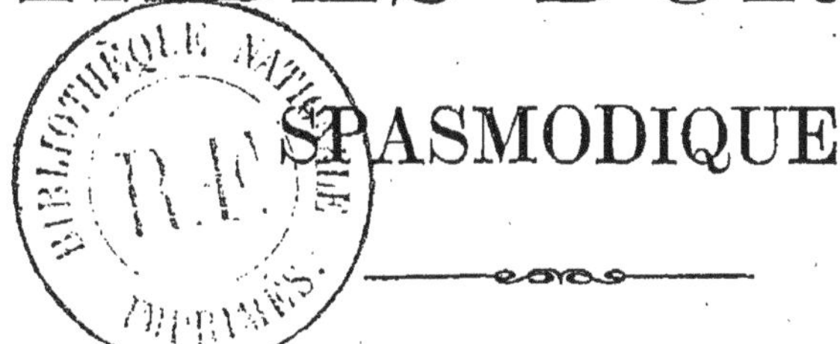

SPASMODIQUE

Par ISIDORE BÉTOUS

Docteur en médecine
Rédacteur au *Progrès médical.*

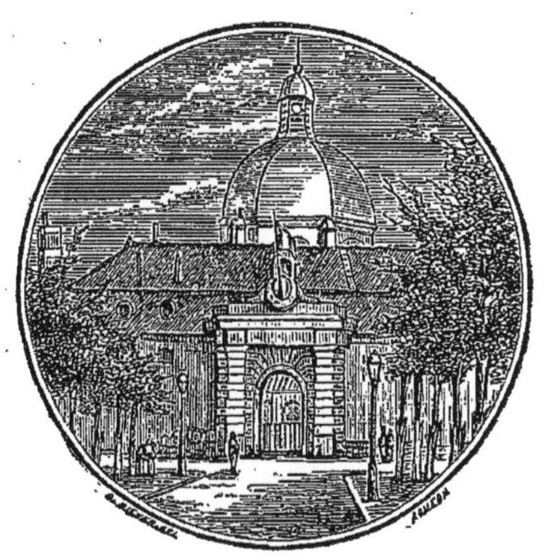

PARIS

Aux bureaux du PROGRÈS MÉDICAL,
6, rue des Écoles.

A. DELAHAYE et Cie, Libraires-Éditeurs,
place de l'École-de-Médecine.

1876

A MON PÈRE

A MA MÈRE

A MON PREMIER MAITRE

M. LE PROFESSEUR C. ORÉ (DE BORDEAUX),

Je suis heureux, très-cher maître, de vous donner un témoignage public de ma reconnaissance et de mon respectueux attachement.

A M. LIÈS-BODARD,

INSPECTEUR DE L'ACADÉMIE DE BORDEAUX

Ancien professeur de chimie à la Faculté des Sciences de Strasbourg, officier de la Légion-d'Honneur.

Dévouement sans bornes.

A MON PRÉSIDENT DE THÈSE

M. LE PROFESSEUR CHARCOT,

Hommage de reconnaissance.

A M. LE Dr BOURNEVILLE,

RÉDACTEUR EN CHEF DU *Progrès Médical*,

Agréez, cher ami, l'expression de ma gratitude pour toutes les bontés que vous avez eu pour moi.

ÉTUDE

SUR LE

TABES DORSAL SPASMODIQUE

INTRODUCTION

Dans ses *Leçons sur les maladies du système nerveux*, faites à la Salpêtrière au commencement de cette année, M. le professeur Charcot a réuni, sous le titre de *Tabes dorsal spasmodique*, un certain nombre de symptômes cliniques qui, par leur évolution successive et leur enchaînement, paraissent pouvoir être rattachés à une forme particulière des lésions spinales. L'examen anatomique n'est pas encore venu, il est vrai, confirmer cette manière de voir, mais l'ensemble symptomatique observé n'en donne pas moins le droit de croire à une maladie non encore décrite, et jusqu'ici confondue avec la myélite chronique, la myélite par compression ou la myélite transverse. Ce ne serait d'ailleurs pas la première fois que la clinique devancerait l'anatomie pathologique; il faut bien reconnaître que l'ataxie locomotrice, la paralysie bulbaire progressive, la paralysie infantile, etc., ont été des maladies nettement caractérisées par leurs symptômes, avant que les localisations anatomiques de ces affections ne fussent bien connues. Malgré sa grande compétence en pareille matière, M. Charcot ne veut pas être encore bien affirmatif, quoique tout le porte à penser que cette maladie est constituée par une sclérose des cordons latéraux de la moelle. Dans un paragraphe consacré à la nature du tabes spasmodique, nous discuterons les raisons qui viennent à l'appui de cette opinion. Quoi qu'il en soit des révélations de l'examen anatomique, nous nous trouvons en présence d'un ensemble de symptômes cliniques qui ne sauraient être rapportés aux affections spinales déjà décrites, et nous croyons que leur étude ne sera pas inutile. C'est à M. le professeur Charcot que nous devons tous les éléments de ce travail; qu'il nous permette de lui offrir ici l'expression de notre vive reconnaissance pour l'obligeance extrême qu'il a mise à nous communiquer ses recherches et à nous prodiguer ses conseils.

Le professeur Erb (de Heidelberg), qui a réuni une douzaine de cas de ce genre, n'hésite pas à les ranger dans un cadre à part; il en fait une maladie autonome. Cependant, il n'a pas donné à cette affection un nom particulier; son mémoire a pour titre: *Sur un complexus spinal peu connu.*

C'est M. Charcot qui lui a assigné le premier la dénomination de *Tabes dorsal spasmodique.* Comme l'ataxie locomotrice que l'on pourrait appeler *Tabes dorsal ataxique*, cette maladie est aussi une sorte de phthisie de la moelle, mais à marche différente. « Le caractère dominant, dit M. Charcot dans ses leçons, est un *spasme*, une contracture d'abord légère qui s'accuse de plus en plus et bientôt réduit le malade à une impuissance complète. C'est donc la motilité qui est affectée dans le tabes spasmodique, et lorsqu'on a prononcé les mots *tabes dorsal spasmodique*, on a à peu près tout dit, contrairement à ce qui a lieu pour l'ataxie locomotrice dans laquelle il existe des troubles variés. »

Les symptômes observés indiquent tous, nous l'avons dit, une affection organique des cordons latéraux de la moelle; cependant, le siége et la nature de ces lésions nous sont complétement inconnus, car l'occasion de pratiquer l'examen anatomique ne s'est pas encore présentée. « Toutefois, remarque M. Charcot, nous devons dire qu'il existe quelques observations anciennes qui, anatomiquement, indiquent une sclérose latérale symétrique et qui, cliniquement, sembleraient rentrer dans la description du tabes spasmodique. » Malgré cette lacune regrettable, il n'en est pas moins possible de distinguer cliniquement le tabes spasmodique des affections spinales, avec lesquelles il possède quelque ressemblance ; il n'existe pas, il est vrai, de symptôme pathognomonique du tabes spasmodique, mais l'ensemble des phénomènes observés, leur évolution constante, permettront de ne pas confondre cette affection avec l'ataxie locomotrice, la myélite par compression et la myélite transverse vulgaire.

La symptomatologie tiendra donc avec le diagnostic différentiel la plus grande place dans ce travail ; nous les ferons précéder d'un aperçu historique sur la question. L'étiologie nous arrêtera aussi quelques instants, car une observation, non douteuse, nous permet d'assigner, dans un de nos cas, la cause de la maladie à l'intoxication saturnine. Nous ne pourrons pas dire grand'chose du pronostic; quant au traitement, il s'est montré jusqu'ici inefficace.

Historique.

Dans son *Traité des maladies de la moelle épinière* (1), Olivier (d'Angers) fait de la marche d'un malade qu'il dit atteint de myélite chronique, une description qui concorde de tous points avec ce que nous observons (V. Obs. II et III) chez les malades affectés de tabes spasmodique. — Nous citerons tout au long la description d'Olivier (d'Angers), quand nous parlerons des symptômes. — Nous avons donc tout lieu de croire qu'Olivier (d'Angers) a observé des cas de tabes spasmodique qu'il a rangés parmi les myélites chroniques.

C'est Erb qui, le premier, a donné une description véritable du tabes spasmodique dans un travail publié en 1875 (2). Mais déjà, avant lui, M. le professeur Charcot avait décrit quelques signes de cette affection. Aussi, Erb a-t-il donné pour titre à son mémoire : *Sur un complexus symptomatique spinal peu connu.* Ce travail intéressant contient une bonne description de la maladie qui nous occupe. Les douze cas qu'il a observés lui ont présenté une suite de symptômes si analogues, qu'il n'hésite pas à en faire une maladie *autonome* qui doit entrer, dit-il, dans le groupe des paralysies spinales. L'expression est vague et

---

(1) Olivier (d'Angers). — *Traité des maladies de la moelle épinière.* 3e édition 1837. T. II, p. 427.

(2) W. Erb. (*Berlin. — Klin. Woschens.* n° 26, 1875) : *Ueber einen wenig bekannten spinalen Symptomencomplex.*

ne préjuge en rien de la nature de la maladie. Aussi se hâte-t-il de dire que la signification rationnelle de ces symptômes est douteuse puisque l'autopsie n'a pas encore été faite. Plus loin, il ne fait que signaler l'opinion émise par M. Charcot sur la sclérose des cordons latéraux, ajoutant que le médecin de la Salpétrière semblait n'avoir décrit que des cas anciens.

Erb reconnaît dans l'évolution de la maladie deux périodes distinctes ; l'une de début, pendant laquelle la paralysie des membres inférieurs se développe graduellement avant d'être remplacée par la contracture. Il insiste sur le peu de fréquence des douleurs lombaires et des élancements dans les jambes et sur la conservation intégrale de la sensibilité. La deuxième période est caractérisée par la contracture des membres inférieurs qui donnent à la démarche du malade une physionomie particulière dont il fait une bonne description. Il est rare, à son dire, que le mal gagne les membres supérieurs ; il n'a vu que deux fois une certaine faiblesse des bras. Nous sommes ici en complet désaccord avec lui, car chez deux de nos malades la paralysie des membres supérieurs est considérable ; chez une troisième la force a beaucoup diminué. Peut-être cette invasion des membres supérieurs n'est-elle qu'un accident des stades avancés de la maladie ? C'est ce que Erb semble indiquer.

Les réflexes qui sont si faciles à provoquer dans le tabes spasmodique sont longuement étudiés dans le mémoire de Erb ; il en fait une exagération des réflexes tendineux ordinaires. Il assimile à ces mouvements réflexes le phénomène décrit par MM. Charcot (1) et Brown-Séquard sous le nom *d'épilepsie spinale.* La trépidation est bien étudiée par lui; il l'appelle *phénomène du pied* ou *phénomène de la main* suivant l'extrémité où il l'observe.

Le diagnostic différentiel est fait entre la maladie et la myélite diffuse l'ataxie locomotrice et les paralysies de la

(1) Voyez Dubois. — *Etude sur quelques points de l'ataxie locomotrice, 1868.*

queue de cheval. — Le pronostic ne lui semble pas absolument mauvais ; il rapporte même un cas de guérison, un de grande amélioration et plusieurs d'amélioration légère, obtenus à l'aide de la galvano-thérapie.

Mais c'est à M. le professeur Charcot (1) que revient l'honneur d'avoir tracé de cette maladie un tableau clinique des plus complets et de lui avoir assigné un nom qui résume tous ses symptômes. Nous ne ferons pas ici l'analyse de l'étude si méthodique qu'il a faite des symptômes et du diagnostic du tabes spasmodique ; nous y puiserons amplement à chaque instant pour ce qu'il nous reste à faire de notre travail.

---

(1) Charcot. — *Leçons sur les maladies du système nerveux* faites à la Salpêtrière, 1875-1876. (La rédaction de cette leçon, encore inédite, nous a été communiquée par M. Bourneville).

Etiologie.

Le *tabes dorsal spasmodique* est une maladie de l'âge adulte. Chez les quatre malades dont les observations seront rapportées plus loin ; nous le voyons débuter deux fois à l'âge de 35 ans, une fois à 45 ans et une autre fois à 29 ; mais ici nous rencontrons des circonstances occasionnelles spéciales sur lesquelles nous nous étendrons tout-à-l'heure. Que savons-nous sur la pathogénie de cette maladie ? Peu de chose. Peut-être pourrait-on mettre en cause l'exposition prolongée au froid et à l'humidité. Ainsi la femme qui fait le sujet de l'Obs. IV, a habité pendant quatre ans, quelque temps avant le début de l'affection, un logement froid et humide. Nous verrons dans l'Obs. III que la femme Oss. s'est exposée pendant plusieurs années à toutes les intempéries de l'air, vivant dans de mauvaises conditions hygiéniques et se fatigant beaucoup à porter sur son dos son bagage de colporteuse. Mais, à notre avis, l'Obs. I, que nous reproduisons ici, paraît offrir un grand intérêt, au point de vue étiologique.

Observation I.

Santé antérieure bonne. — Intoxication saturnine. — Accidents graves. — Durent neuf mois. — Actuellement marche impossible. — Santé mauvaise. — Signes de tuberculose (1).

Dav... 37 ans. Peintre en tableaux. Hospice de la Salpêtrière. Dortoir Sainte-Claire, n° 2.

Antécédents. Cette femme s'est bien portée pendant sa jeunesse; réglée à 15 ans, la menstruation était régulière. Pas d'antécédents de famille.

Par suite du maniement du blanc de céruse, auquel sa profession l'exposait, elle a été prise à trois reprises différentes de coliques de plomb. La dernière attaque, survenue il y a neuf ans, a été suivie de phénomènes nerveux fort remarquables. La céphalée qui suivit d'abord la colique fut d'une violence extrême; de vives douleurs qui s'accompagnèrent bientôt de raideur des deux membres inférieurs, éclatèrent dans les jambes. En même temps survenaient des douleurs lombaires. La contracture gagna peu à peu le tronc, les membres supérieurs et le cou, à tel point qu'on devait employer le biberon pour faire boire la malade, car il lui était impossible de fléchir la tête pour boire dans un verre. Une amaurose double lui enlève la vue et les accidents cérébraux s'aggravèrent tellement que la malade perdit ses sens et que pendant neuf mois elle resta complétement étrangère à tout ce qui l'entourait. Au bout de ce temps les phénomènes généraux se calmèrent et la vue se rétablit; il n'en fut pas ainsi de la contracture des membres.

Début de la maladie. Marche. — La malade n'assigne pas à sa maladie d'autre origine que ces phénomènes survenus à la suite de sa colique de plomb. La contracture persiste dans les membres supérieurs et inférieurs, ainsi que des douleurs vives dans les jambes. L'incontinence d'urine nécessita quelquefois l'usage de la sonde. Peu à peu les membres supérieurs reprirent leur liberté, et en 1871, date de son entrée à la Salpêtrière, elle pouvait s'en servir pour porter ses aliments à sa bouche.

Etat actuel. (Examen au lit. Membres inférieurs). — Les

(1) La première partie de cette observation a été rédigée d'après les notes recueillies par M. F. Raymond.

deux membres inférieurs sont contracturés, la jambe étendue sur la cuisse, le pied sur la jambe. La contracture est un peu plus marquée à gauche qu'à droite. Il lui est impossible d'élever ses jambes au-dessus du plan du lit, elle peut cependant les écarter, quoique d'ordinaire elles soient violemment rapprochées l'une de l'autre. On les soulève tout d'une pièce. Les divers mouvements qu'on leur imprime, provoquent un tremblement assez prononcé. Le même effet se produit si l'on frappe sur le cou de pied ou sur le genou ; quelquefois, la nuit, ces mouvements ont lieu spontanément. Mais la *trépidation* s'accentue quand on relève la pointe du pied, surtout à droite. La trépidation d'un membre amène souvent celle de l'autre.

La sensibilité est conservée ; cependant sur certains points on rencontre des plaques d'hyperesthésie et d'autres où la piqûre ressemble au pincement. Le froid et le chaud sont bien perçus ; le chatouillement amène des réflexes accentués. Pas d'atrophie musculaire.

Membres supérieurs. — Il n'y a pas de contracture. La préhension est faible des deux côtés. Tous les mouvements des bras sont possibles. Sensibilité normale.

Station et marche. — Si la malade veut marcher, elle doit se soutenir avec des béquilles ; elle traîne alors le pied gauche sur sa face plantaire. Le pied droit exécute encore à peine quelques mouvements de progression en avant. Le marche ne lui est possible que sur un parquet uni ; sur toute autre surface plus raboteuse son pied ne peut pas glisser.

Rien à noter du côté de la vessie ou du rectum.

Etat général. — Cette malade maigrit depuis quelques jours ; elle tousse et crache quelques filets de sang rouge. A l'examen de la poitrine, on trouve dec signes non équivoques de tuberculose au début ; matité en arrière aux deux sommets jusqu'à la fosse sous-épineuse, craquements, expiration prolongée, retentissement de la voix, sueurs nocturnes, bruit de souffle anémique.

A des intervalles assez rapprochés elle est prise de phénomènes bizarres. Elle ressent en un point du corps, tantôt aux jambes, tantôt sur le tronc, une douleur vive, puis son ventre gonfle, un œdème généralisé envahit tout le corps, la face est gonflée, les paupières tuméfiées ferment les yeux, la peau de la figure est rouge comme dans l'érysipèle, douloureuse au toucher. Après trois ou quatre jours, tous ces accidents disparaissent et la malade rend alors une plus grande quantité d'urine que d'habitude.

Ainsi, nous voyons les accidents de l'empoisonnement par le plomb se manifester chez cette malade avec beaucoup d'intensité. Céphalée violente, douleurs lombaires, perte de la vue, contracture généralisée à tous les membres et au tronc, telles ont été les manifestations de l'intoxication saturnine chez Dav... Cet état s'est prolongé pendant neuf mois. Peu à peu, l'état général s'est amendé, la vue est revenue et la contracture des membres supérieurs a disparu graduellement, ne laissant après elle qu'une faiblesse marquée. Mais la contracture des membres inférieurs a persisté avec tous les signes du tabes dorsal spasmodique. Sommes-nous en droit de mettre la production de cette maladie sur le compte de l'intoxication saturnine, ou ne devons-nous y voir qu'une simple coïncidence? La première opinion nous semble admissible si nous comparons ce cas à deux observations d'ataxie locomotrice que M. F. Raymond n'hésite pas à rapporter à l'intoxication saturnine.

M. Raymond, dans un mémoire couronné au concours de l'internat, rapporte deux observations intéressantes citées par M. Renaud (1) dans sa thèse d'agrégation sur l'*Intoxication saturnine chronique*. Dans la première, il s'agit d'un ouvrier cérusier qui fut pris d'ataxie et d'anesthésie aux membres supérieurs et inférieurs, après une vive attaque d'encéphalopathie saturnine. Le malade guérit rapidement. M. Raymond fait remarquer que dans ce cas, les phénomènes ataxiques n'étaient pas dus à une lésion de la moelle car le malade ne s'était jamais plaint de douleurs fulgurantes et en ceinture. La maladie n'avait pas dépassé la deuxième période puisqu'il n'y avait pas eu paralysie. Chez le malade qui fait le sujet de la deuxième observation, les phénomènes ataxiques consécutifs à l'empoisonnement saturnin ont été bien plus marqués; troubles du côté de la vue, douleurs en ceinture, ataxie du mouvement, diminution de l'appétit génésique, etc. Peu à peu, tous ces acci-

(1) Raymond, cité par J. Renaut. *Thèse d'agrégation*, p. 170 et 174. Obs. XVIII et XIX.

dents se sont exagérés et enfin le malade, presque complètement paralysé est confiné dans son lit. « Cette observation, ajoute M. Raymond, est un exemple bien évident de sclérose des cordons postérieurs développée chez un saturnin... » (1) Voilà donc deux cas d'ataxie locomotrice ayant pour cause un empoisonnement par le plomb. M. Raymond dont on connaît le mérite, est même très-affirmatif à ce sujet.

Nous ne voyons pas, pour notre compte, pourquoi l'empoisonnement plombique qui peut amener la sclérose des cordons postérieurs de la moelle, ne serait pas à même d'agir aussi sur les cordons latéraux. Il ne nous répugne donc nullement de rapporter la cause de la maladie de Dav... à l'intoxication saturnine.

---

(1) Raymond, *loc. cit.*, p. 174.

Symptômes.

L'évolution éminemment lente du tabes spasmodique peut être divisée en trois périodes distinctes, marquées chacune par des signes cliniques particuliers, dont la succession et l'enchaînement donnent à cette maladie sa physionomie spéciale. Examinons successivement les symptômes de ces divers stades.

PREMIÈRE PÉRIODE. — Au milieu de la santé la plus parfaite, il survient parfois dans la région dorso-lombaire des élancements douloureux; ces douleurs sont rares. Le plus souvent les accidents se manifestent du côté des membres inférieurs sans qu'aucun phénomène prémonitoire se soit produit. Les malades s'aperçoivent alors qu'une de leurs jambes devient faible; la marche est plus pénible que d'habitude. Comme ils le disent tous, ils *traînent* la jambe. Quelquefois la faiblesse musculaire se manifeste en même temps dans les deux membres inférieurs; dans ce cas, elle est généralement plus marquée d'un côté que de l'autre. Souvent, il s'écoule un temps plus ou moins long entre l'invasion successive des deux jambes. C'est surtout lorsque les malades sortent de leur lit ou qu'ils se mettent en marche après quelque temps de station assise, que cette faiblesse musculaire s'accentue ; s'ils font quelques pas, les jambes semblent reprendre un peu de force et la progression devient plus facile. Ce fait a été observé par Olivier

(d'Angers) (1) : « En général, dit-il, les malades éprouvent plus d'engourdissement et de faiblesse en sortant du lit. » Ce qu'il met sur le compte de la myélite chronique s'applique parfaitement au tabes spasmodique. En même temps que la jambe devient faible, le pied ne porte plus à plat ; la pointe se détache difficilement du sol et ne s'en éloigne que très-peu, ce qui fait trébucher souvent les malades et leur occasionne des chutes fréquentes. Rarement cette parésie motrice des membres inférieurs s'accompagne d'élancements douloureux.

La sensibilité est conservée dans tous ses modes et il est impossible de reconnaître la moindre atrophie musculaire. Les fonctions générales de l'économie s'accomplissent régulièrement. Jamais on n'a reconnu de l'anaphrodisie ou des troubles du côté de la vessie. Les malades ont conservé leur appétit et la digestion se fait bien.

En somme, cette première période de la maladie est surtout caractérisée par une parésie motrice des membres inférieurs dont le progrès amène graduellement l'impossibilité de la marche.

DEUXIÈME PÉRIODE.— La période de parésie motrice simple est de durée variable, quelquefois très-courte, car alors la contracture envahit les membres inférieurs presque dès le début. C'est ce que nous voyons dans deux des cas observés par nous (V. OBS. III et IV). La contracture est assez modérée en premier lieu : la jambe s'étend sur la cuisse et le pied sur la jambe. C'est alors que la démarche de ces malades prend une physionomie particulière qui attire immédiatement l'attention du médecin. Elle présente deux types différents que nous allons essayer de décrire : Sav... dont nous rapportons ici l'observation est un curieux exemple du premier mode de progression.

(1) Olivier (d'Angers), *loc. cit.* p. 427.

Observation II.

Santé antérieure bonne. — Douleurs vagues; affaiblissement progressif de la jambe gauche. — Invasion ultérieure de la jambe droite. — Démarche particulière — actuellement contracture, trépidation. Refroidissement de l'extrémité des pieds. — Contracture des membres supérieurs. — Marche impossible.

Sav.... 49 ans, teinturière. — Hospice de la Salpêtrière, salle Saint-Charles, dortoir n° 3.

Antécédents. — Cette femme a joui jusqu'à l'âge de 35 ans, d'une santé excellente. Il n'y a rien à noter du côté des antécédents héréditaires. Menstruation régulière.

Début de la maladie. (Il a eu lieu il y a 14 ans).—A cette époque Sav. avait 35 ans, elle ressentit le long du rachis, dans la région dorso-lombaire, quelques douleurs vagues auxquelles elle n'attacha pas grande importance. Bientôt après, elle s'aperçut que sa jambe gauche s'affaiblissait, elle la traînait; le pied de ce côté buttait souvent, principalement quand elle se mettait en marche après la station assise. Si elle faisait quelques pas cette difficulté devenait moins accusée. De temps en temps elle ressentait quelques élancements dans le membre affecté.

Marche de la maladie.—La paralysie de la jambe gauche augmentant de plus en plus au point de rendre la marche impossible, la malade entra à l'hôpital Saint-Antoine où on lui administra des douches et des bains sulfureux. Un mois de ces traitements n'amena aucune amélioration; la paralysie du membre malade, ne fit que s'accroître: jusque là, la jambe droite et les bras étaient parfaitement sains, la sensibilité n'était nullement modifiée dans les membres malades.

Après divers passages dans les hôpitaux où elle fut uniquement traitée par l'hydrothérapie, la malade rentra chez elle et quatre ans après le début de sa maladie, la jambe droite fut à son tour, gagnée par la paralysie. Douleurs profondes le long du rachis avec alternative de sédation et recrudescence.

Elle éprouvait une faiblesse marquée dans l'articulation tibio-tarsienne et ne pouvait détacher son pied du sol qu'avec difficulté; sur une surface raboteuse, elle trébuchait facilement. Pendant la marche, en effet, la pointe du pied s'éloignait très-peu de la surface du sol, la plante retombait brusquement à plat. Elle était obligée pour marcher, de faire des mouvements de la hanche et du tronc et de progresser à l'aide des muscles du bassin plutôt qu'avec ceux de la cuisse ou de la jambe. Pour contrebalancer le poids de ce membre, elle était forcée de redresser fortement le tronc et de porter la tête en arrière.

Malgré des applications successives de pointes de feu sur la colonne vertébrale, la contracture succéda graduellement à la paralysie. Peu à peu, les *membres supérieurs* furent aussi envahis ; les doigts de la main gauche commencèrent les premiers à se rétracter ; puis les muscles du bras droit. Enfin, la malade ne put bientôt plus ni coudre, ni écrire, ni même porter ses mains à sa tête. La marche était encore possible, mais à condition de glisser sur le parquet poli, à l'aide de la pointe des pieds. Petit à petit, ce semblant de progression vint à lui manquer.

Etat actuel. (Examen au lit). *Membres inférieurs.* — Les cuisses, les jambes et les pieds sont dans un état de contracture des plus intenses. Les genoux sont si rapprochés par la contraction des adducteurs, qu'il ne serait pas possible de faire passer entre les deux une carte à jouer. Les deux malléoles internes sont comme soudées l'une à l'autre, au point qu'en tirant sur une jambe on entraîne les deux membres inférieurs comme s'ils n'en faisaient qu'un. Si l'on soulève une jambe et qu'on laisse agir la contraction musculaire, elle tend à se mettre en croix sur l'autre, malgré la volonté de la malade. Si on écarte sur le plan du lit, cette même jambe de l'autre, on la voit se rapprocher par petites secousses involontaires. Le pied gauche est un peu valgus, le droit est dans l'extension forcée. La malade se plaint de quelques secousses involontaires pendant le repos, on peut facilement les provoquer surtout à gauche où la contracture est extrêmement forte. Si l'on vient à vaincre cette contracture en fléchissant la jambe sur la cuisse et le pied sur la jambe on provoque facilement une *trépidation* à oscillations très-amples.

La *sensibilité* n'est nullement modifiée dans les membres inférieurs ; il y aurait plutôt un peu d'hypéresthésie. Il n'existe pas d'atrophie musculaire. La malade éprouve aux extrémités des pieds une sensation de froid assez gênante. — Pas de douleurs.

Membres supérieurs. La contracture des fléchisseurs des doigts est permanente ; les doigts sont fléchis dans la paume de la main, mais flasques et inertes. Elle est incapable d'ouvrir la main. La contraction musculaire des deux côtés est très-faible ; cependant la malade peut porter la main droite à sa bouche et même à sa tête en fléchissant un peu le cou. Intégrité complète de la sensibilité. Les bras, surtout le gauche sont un peu amaigris, mais le manque d'exercice ne peut qu'en être la cause.

Marche et station. Aujourd'hui la marche est complètement impossible, car tout mouvement volontaire des membres inférieurs est aboli. Elle se tient ordinairement assise dans un fauteuil et si elle veut se mettre debout, elle est obligée de prendre un point d'appui solide pour ses deux mains et de se lever d'un seul élan, sinon, elle retombe sur son siége. Pour changer ses jambes de place, elle est obligée de s'aider des deux mains ; sa volonté n'y peut rien.

La santé générale est bonne, l'appétit bien conservé et les fonctions digestives s'accomplissent normalement. Rien à noter du côté du *rectum* ou de la *vessie* ; cependant le rapprochement si exagéré des cuisses gêne un peu la miction.

Premier mode de progression. — Le pied ne se détache du sol qu'avec difficulté et la pointe ne s'en éloigne que très-peu ; les malades trébuchent à la moindre aspérité du chemin. Les muscles de la jambe et de la cuisse sont impuissants à servir à la progression ; la marche ne se fait qu'à l'aide des muscles du bassin. On voit alors le bassin se renverser tantôt à droite, tantôt à gauche, le tronc et la tête se déjettent en arrière comme pour faire équilibre au poids du membre inférieur projeté en avant par les muscles du bassin (tous ces mouvements ont lieu sans ataxie). Olivier (d'Angers) avait comparé cet état au tétanos. Voici, d'ailleurs, la description faite par lui de la marche d'un malade qu'il suppose atteint de myélite chronique, cette description est tout à fait celle d'un tabétique spasmodique. Il faut cependant reconnaître que les deux modes de progression ont été confondus. « La démarche de ces » malades offre aussi quelque chose de caractéristique : » chaque pied se détache avec peine du sol, et dans l'ef- » fort que fait alors le malade pour le soulever entière- » ment et le porter en avant, le tronc se redresse et se » renverse en arrière comme pour contrebalancer le poids » du membre inférieur qu'un tremblement involontaire » agite avant qu'il soit appuyé de nouveau sur le sol. Dans » ces mouvements de progression, tantôt la pointe du pied » est abaissée et traîne plus ou moins contre terre avant de » s'en détacher, tantôt elle est relevée brusquement en même » temps que le pied est déjeté en dehors. J'ai vu quelques

» malades qui ne pouvaient marcher un peu, quoique ap-
» puyés sur une canne, qu'en se renversant le tronc et la tête
» en arrière, de telle sorte que leur allure avait quelque ana-
» logie avec celle que détermine le tétanos. Il est plus rare
» de voir alors le corps courbé en avant. » (1)

M. Charcot a trouvé cette forme plus fréquente que la suivante.

Deuxième mode de progression.— Les pieds ne portent plus d'aplomb sur le sol ; les malades ne marchent plus que sur la pointe des pieds ; le talon étant fortement relevé par la contracture des muscles du mollet. Les souliers ne sont usés qu'à la pointe, surtout en dedans. Pendant la marche, le corps est agité de mouvements saltatoires intenses (*trépidation spontanée*) ; le corps tout entier vibre en quelque sorte, comme le fait remarquer M. Charcot. Lorsque les malades descendent une rue en pente, il leur est difficile de s'empêcher de tomber, entraînés qu'ils sont en avant par le poids de leur corps. Ils sont alors obligés de hâter le pas et pour ainsi dire de courir après leur équilibre.

Ces phénomènes sont marqués dans l'observation III.

Observation III.

Santé bonne. — Fatigues et exposition au froid humide. — Début à 35 ans assez insidieux. — Démarche singulière. — Contracture un an après. — Adduction exagérée. — 18 ans après, paralysie des membres supérieurs. — Contracture des membres inférieurs, pieds déjetés en dedans. — Tremblements spontanés. — Trépidation. — Etat des membres supérieurs amélioré. — Force diminuée. — Station et marche. — Force revenue aux membres supérieurs. — Etat général excellent.

Oss..., 55 ans, colporteuse, admise à la Salpêtrière le 3 décembre 1874. Dortoir Sainte-Agathe, 2e division.

---

(1) Olivier (d'Angers), *loc. cit.*, p. 427.

Renseignements et antécédents. — Rien à noter du côté des ascendants. Réglée à 16 ans, menstruation bonne jusqu'à l'âge de la ménopause. Malgré quelques accidents scrofuleux, conjonctivite chronique et engorgements ganglionnaires, son état de santé a été satisfaisant pendant sa jeunesse et lui a permis de supporter facilement les fatigues nécessitées par sa profession de colporteuse. Elle allait de foire en foire, portant sur son dos un fardeau assez lourd, se livrant à des marches forcées, exposée à toutes les intempéries, et couchant souvent à la belle étoile. Enceinte à l'âge de 18 ans, les suites de couches furent des plus heureuses. A 27 ans, elle devint sujette aux *migraines;* souvent même elle était tourmentée par de violentes *douleurs névralgiques* siégeant dans la région cervicale et s'irradiant vers le dos. Cet état a persisté jusqu'à l'apparition de son affection spinale actuelle. A 33 ans elle eut une pneumonie qui la retint six semaines au lit.

Début de la maladie. — Le début de la maladie a été assez insidieux; dix-huit mois après sa pneumonie, la malade qui avait alors 35 ans, s'aperçut que la marche lui devenait difficile. Les pieds ne portaient plus d'aplomb sur le sol; elle marchait sur la pointe du pied. Ses jambes s'étaient graduellement raidies, la jambe étendue sur la cuisse, le pied sur la jambe. Si elle voulait descendre une rue en pente, elle était obligée de courir pour se maintenir en équilibre entraînée qu'elle était en avant par le poids de son corps. Ceci la faisait souvent trébucher et lui a occasionné des chutes nombreuses. Les deux jambes étaient également prises de contracture; jamais elle n'y a ressenti de douleur. La sensibilité n'a jamais diminué.

Marche. — Un an environ après que ces symptômes furent devenus bien manifestes, la contracture des adducteurs de la cuisse fit des progrès, et bientôt les genoux se serrèrent tellement l'un contre l'autre qu'il fallait un grand effort pour les séparer. L'Etat général était toujours excellent et toutes les fonctions de l'organisme s'accomplissaient parfaitement. La maladie resta stationnaire pendant dix-huit ans.

A l'âge de cinquante-trois ans, c'est-à-dire il y a deux ans, Oss... éprouva dans la région postérieure du cou des douleurs vives qui durèrent six semaines. La gorge lui faisait mal, la sécrétion de la salive avait beaucoup diminué et la déglutition était difficile. A cette époque raconte-t-elle, elle souffrait assez vivement de ses jambes, surtout si elles étaient pendantes. En même temps survint de la paralysie des *membres supérieurs* à tel point qu'elle ne pouvait ni serrer ni soutenir un objet.

Cet état ne persista pas longtemps, deux ou trois mois, mais comme elle était incapable de gagner sa vie, elle se fit admettre à la Salpétrière.

Etat actuel (15 décembre 1875). — L'état général est bon; la malade n'a pas cependant grand appétit et se plaint d'être constipée. Ceci est d'ailleurs habituel chez elle.

Membres inférieurs. (Examen au lit.) — Les genoux sont rapprochés, fortement serrés l'un contre l'autre, au point d'avoir déterminé sur la face interne correspondante, des ecchymoses et même des érosions. Les pieds sont déjetés en dedans. Chose curieuse, sous l'influence de la moindre émotion morale ils se croisent en X. Les deux jambes sont très-*contracturées* ; il faut employer la force pour vaincre la contracture. Les deux membres inférieurs sont agités souvent de *mouvements convulsifs,* sorte de tremblement à oscillations peu étendus, mais très-rapides. C'est une vraie *trépidation.* Ce tremblement survient sous l'influence de la moindre cause physique ou morale. Cependant il est rare de le provoquer par l'attouchement de la peau ou les chatouillements de la plante des pieds. La malade n'y ressent aucune douleur.

Si l'on fléchit le pied sur la jambe, que celle-ci soit soulevée ou qu'elle reste étendue sur le lit, on provoque immédiatement une *trépidation* intense à oscillations étendues. Ces secousses cloniques sont également marquées des deux côtés. On provoque une trépidation aussi intense en frappant sur le tendon rotulien ou sur le creux poplité. L'adduction forcée du pied produit le même effet.

Les mouvements réflexes sont normaux, la sensibilité est conservée dans tous ces modes. Il n'y a pas d'atrophie musculaire.

Membres supérieurs. — La force y a diminué un peu, mais on n'y remarque ni tremblements, ni contracture, ni atrophie musculaire, ni troubles de la sensibilité. Tout en se servant de ses mains, la malade ne peut serrer les objets qu'assez faiblement.

Rien à noter du côté de la face et du tronc, ni des organes contenus dans celui-ci.

Station et marche. — Si la malade est assise dans un fauteuil, les pieds ne touchent pas le sol, les cuisses soutiennent les jambes en l'air. Elle est incapable de les fixer sur le parquet. Cette femme, surtout si elle n'a pas de souliers à talons aux pieds, marche en soulevant alternativement les jambes avec le bassin. La démarche est lente et pénible. La pointe du pied porte seul à terre, les talons étant fortement relevés par la contracture des muscles du mollet. Le corps penché en avant est animé d'un mouvement saltatoire assez prononcé qu'exagère l'émotion. Si la malade s'appuie sur des béquilles, la marche devient relativement rapide ; elle traine alors la pointe du pied. Les souliers sont usés à la pointe et en dedans. Quand la malade marche sans béquilles, les pieds sont fortement déjetés en dedans par la contracture exagérée des muscles jambiers antérieurs; cette contracture suffit pour amener quelquefois une vive trépidation qui persiste longtemps et que la malade provoque à volonté. Elle la fait cesser en posant le pied à plat sur le parquet. La contracture des adducteurs des cuisses fait que les pieds pendant la marche se placent l'un en avant de l'autre sur une même ligne droite.

6 mars 1876.— L'état des membres inférieurs est le même. La force est revenue aux *membres supérieurs*. La malade serre vigoureusement la main qu'on lui donne. L'état général est toujours excellent ; l'appétit est modéré et elle se plaint de constipation, ceci est habituel chez elle.

Peu à peu la contracture des adducteurs des cuisses fait des progrès ; les genoux sont violemment serrés l'un contre l'autre, au point d'amener des excoriations aux points de contact (V. Obs. III). Le resserrement des cuisses a gêné et gêne encore l'émission des urines chez Lebourb (OBS. IV). Cette contracture est d'une violence extrême, il faut véritablement employer la force pour la vaincre. Les membres inférieurs sont quelquefois agités spontanément par des mouvements convulsifs et des soubresauts; c'est ce que nous remarquons dans l'Obs. IV, mais la malade ne ressentait ces secousses anomales que pendant le jour. Nous établirons des réserves à ce sujet; ces mouvements dits spontanés pourraient bien n'être que de la *trépidation*.

La jambe, comme nous l'avons dit, est étendue sur la cuisse, le pied sur la jambe, mais non toutefois dans la position du pied-bot équin, mais dans une position intermédiaire, entre le pied-bot équin et le pied-bot varus (V. Obs. I et III). Si l'on fait asseoir les malades sur un fauteuil un peu élevé, de façon que leur dos soit bien appliqué contre le dossier du fauteuil, les jambes se maintiennent presque horizontales, suivant la direction des cuisses. Les genoux sont fortement appliqués l'un contre l'autre et les pieds fléchis en dedans. Si l'on vient à écarter les jambes à une certaine distance l'une de l'autre et qu'on les lâche tout d'un coup, elles se rapprochent de nouveau brusquement et avec force, comme un ressort qui se détend.

Il n'existe pas d'atrophie musculaire ou de modification de la sensibilité dans les membres affectés. Les malades n'y ressentent aucune douleur, l'état général est excellent, l'appétit conservé, toutes les fonctions de l'organisme s'accomplissent normalement. En somme, la maladie se réduit, pendant cette seconde période, à une raideur musculaire des jambes qui gêne beaucoup la marche des malades et finit même par l'empêcher tout à fait.

Dès que la contracture s'est manifestée, il est facile de provoquer un phénomène singulier que l'on observe d'ailleurs dans plusieurs autres affections nerveuses, *la trépidation.* On a admis deux genres de trépidation, la *trépidation spontanée* et la *trépidation provoquée.* La première variété nous paraît rare, les malades prennent pour des mouvements spontanés ceux dont les causes leur échappent. Lebourb (Obs. I), n'était agitée de ces convulsions que pendant le jour, alors qu'elle marchait et était exposée à des chocs nombreux ; Oss (Obs. III) avait des mouvements saltatoires pendant la marche, parce qu'elle marchait sur la pointe des pieds. Tous ces faits s'expliquent sans admettre la trépidation spontanée, si l'on accepte la manière de voir de Erb qui fait de la trépidation un réflexe tendineux. Quoi qu'il en soit, la *trépidation* spontanée existe chez certains de nos malades ; Sav... (Obs. II) a été agité de convulsions spontanées pendant la nuit quand elle était dans son lit. On la voit survenir aussi à la suite d'une vive émotion morale ; elle est alors d'assez longue durée. (Obs. III). La *trépidation provoquée* est constante dans le tabes spasmodique ; elle peut se produire à la suite de manœuvres diverses. Tantôt elle est limitée à la jambe, tantôt à la cuisse ; quelquefois même (Obs. I), la trépidation d'un membre amène celle de l'autre. Cette question de la trépidation nous a paru assez importante pour que nous ayons cru devoir nous étendre assez longuement sur ce sujet dans un paragraphe spécial.

TRÉPIDATION PROVOQUÉE (1). — Il serait difficile de dire à quelle époque ce phénomène a été reconnu pour la première fois; on le trouve signalé dans les publications anglaises et françaises depuis une vingtaine d'années. Il serait aussi impossible de fixer l'époque où les moyens de la provoquer ont été découverts. C'est M. Brown-Séquard qui indique en 1868 (2) comment on pourrait arrêter ce phénomène, en abaissant fortement le gros orteil. Dès 1862, MM. Charcot et Vulpian ont recherché la signification clinique de ces convulsions; ils les ont notées dans un certain nombre de maladies nerveuses. Dans ses leçons faites à la Salpétrière, M. Charcot a de nouveau en 1868, appelé l'attention sur le tremblement que l'on provoquait chez certains malades affectés de parésie ou de contracture des membres inférieurs, en relevant fortement la pointe du pied du côté malade (3).

Comment on la provoque. — La manœuvre ordinairement employée pour provoquer la trépidation, consiste à relever fortement, avec la paume de la main, la pointe du pied et des orteils du malade. Chez les malades atteints de *tabes spasmodique*, on la produit toujours par ce moyen ; mais il y en a d'autres qui donnent le même résultat. Erb prétend que chez ses malades, la moindre irritation mécanique même le froissement, occasionne ces mouvements convulsifs ; nous avons noté le même fait dans nos observations. L'extension brusque du triceps fémoral, des adducteurs du biceps fémoral, du tibial antérieur (V. Obs. III) produisent ces convulsions avec facilité. La percussion légère aux mêmes points agit de même. Erb dit avoir observé, toujours chez ses malades, ces mêmes phénomènes aux membres supérieurs ;

---

(1) Voir à ce sujet A. Joffroy. *De la trépidation épileptoïde du membre inférieur dans certaines maladies nerveuses*. Communication faite à la Société de Biologie, le 13 juillet 1875. *In Gazette médicale de Paris*, p. p. 405 et 431.

(2) Brown-Séquard. *Archives de physiologie*, 1868.

(3) Voy. P. Dubois. *Etude sur quelques points de l'ataxie locomotrice progressive*, th. de Paris 1868).

nous ne les avons pas rencontrés chez les nôtres. Mais on les rencontre fréquemment dans certaines maladies d'origine cérébrale, par exemple la paralysie consécutive à une hémorrhagie du cerveau Westhphal (1) fait remarquer avec raison que les muscles doivent être préalablement dans le relâchement, si l'on veut provoquer la trépidation du membre. M. Charcot avait déjà, lui aussi, fait cette remarque. Pour faire apparaître ce phénomène, nous avons été obligé de vaincre la contracture des membres et de fléchir le genou. M. Joffroy (2) est arrivé à produire chez un jeune homme atteint de myélite chronique, ces mêmes mouvements convulsifs en pinçant les muscles de la fesse ; il propose alors d'appeler *phénomène de la hanche* cette convulsion limitée aux muscles fessiers. Erb avait déjà employé les expressions *phénomène du pied* (fusspliaenomen), *phénomène du genou* (Unterschenkelphaenomen) pour désigner la trépidation limitée aux muscles du mollet dans le premier cas et de la cuisse dans le second. Ces dénominations nous paraissent inutiles, car les phénomènes qu'elles désignent n'ont aucune signification spéciale. Nous avons déjà dit que Brown-Séquard avait indiqué qu'il suffisait d'abaisser brusquement le gros orteil pour arrêter la trépidation. Nous y avons toujours réuss en employant cette manœuvre.

Comment on l'explique. — Tous les auteurs qui ont parlé de ce symptôme, l'ont considéré comme un acte réflexe produit par une plus grande excitabilité de la moelle épinière. Erb, dans le travail que nous avons. déjà cité plusieurs fois, ne voit dans ce phénomène qu'un réflexe tendineux, chez l'homme sain, dit-il, on trouve déjà un certain nombre de tendons dont l'irritation mécanique (l'action de frapper avec le doigt ou un marteau à percussion, le tiraillement) produisent une secousse dans les muscles cor-

---

(1) Westphal. — *Ueber einige Bewegungs-Erscheimunhen and gelahmten. — Archiv. für psychiatrie.* IV. B. d. 3e heft. p. 792, 1875.
(2) Joffroy, *loc. cit*, p. 406.

respondants. Le ligament rotulien est de ce nombre, car le choc qu'on y produit lorsque le membre inférieur est dans la demi-flexion, suffit pour produire une intense contraction dans le triceps crural; de même pour le tendon d'Achille. Dans les conditions pathologiques, ces réflexes sont considérablement augmentés et se rencontrent dans d'autres tendons que ceux-là. Le phénomène décrit par Charcot et Brown-Séquard, sous le nom d'épilepsie spinale ne lui paraît pas avoir d'autre cause. Cette explication est assez plausible.

Ce qu'elle signifie. — La trépidation provoquée ou spontanée, se manifeste toutes les fois que les cordons latéraux de la moelle sont devenus, dans une certaine étendue, le siége d'une prolifération conjonctivale (Charcot). Aussi l'observe-t-on dans un certain nombre de maladies qui s'accompagnent de contracture permanente : dans la *sclérose symétrique des faisceaux latéraux*, dans *la sclérose en plaques*, quand elle siége sur ces mêmes cordons; dans les *hémiplégies anciennes*, par suite d'une modification du côté opposé à la lésion; dans la *myélite transverse*; et même dans la *contracture hystérique* (1). « La trépidation en question n'est donc pas l'apanage d'une maladie particulière; elle se lie à des maladies d'origine très-diverse, mais auxquelles la sclérose latérale est un fait commun. Toutefois sa présence dans des cas de contracture hystérique terminée brusquement par la guérison, montre qu'elle ne saurait être rattachée toujours à l'existence d'une lésion matérielle appréciable. (2) »

La contracture. — Chez les malades atteints de tabes spasmodique, la contracture est très-prononcée, permanente, sans intervalles de sédation, non douloureuse et ne s'accompagnant jamais d'aucun trouble de la sensibilité. Par elle-même, elle n'est nullement un signe de cette ma-

---

(1) Voy. Bourneville et Voulet. *De la contracture hystérique permanente.*

(2) Charcot. *Leçons cliniques sur les maladies du système nerveux.* Recueillies par Bourneville, (1re édition 1872-1873).

ladie ; on sait combien elle est fréquente daes les affections nerveuses (1). Nous ne nous arrêterons donc pas à l'étudier comme nous l'avons fait pour la trépidation qui, tout en n'étant pas un signe particulier au *tabes spasmodique*, nous a cependant permis d'en localiser les lésions.

TROISIÈME PÉRIODE. — La marche du *tabes dorsal spasmodique* est éminemment lente, aussi est-il assez difficile de préciser à quelle époque une période finit et une période commence. Mais il arrive à un certain moment, après un temps plus ou moins long, que de nouveaux phénomènes viennent s'ajouter à ceux que nous avons déjà décrits, c'est ce que nous appelons la *troisième période* qui est la dernière pour nous, attendu qu'il ne nous a pas été donné de suivre la maladie plus loin.

OBSERVATION IV.

Santé antérieure bonne. — Début à 43 ans. — Les deux membres inférieurs pris en même temps. — Rigidité progressive. — Traitement hydrothérapique. — Amélioration passagère. — Deux ans après le début contracture des membres supérieurs. — Pas de phénomènes généraux. — Contracture violente et adduction des membres inférieurs. — Trépidation provoquée. — Mouvements des membres supérieurs très-affaiblis. — Contracture. — Semi-contracture des muscles abdominaux. — Sensibilité conservée. — Station et marche. — Des douleurs lombaires surviennent. — Etat général mauvais.

Lebourb... Marie, 45 ans, chocolatière, admise à la Salpêtrière le 24 mars 1874, salle Saint-Alexandre, n° 11, service de M. CHARCOT.

Antécédents. — Réglée à 15 ans, cette malade a toujours joui jusqu'à l'âge de 43 ans d'une menstruation régulière. Elle n'a jamais fait de fausse couche ni eu d'enfants. Sa santé a toujours été excellente; elle a vécu d'ailleurs dans de bonnes conditions hygiéniques, sauf toutefois pendant quatre ans qu'elle a habité un logement humide et froid. Pas d'antécédents héréditaires.

Début de la maladie (*Octobre* 1871). — Au mois d'octobre 1871, la malade, naturellement très-nerveuse, éprouva de

(1) V. Straus. *Des contractures.* Thèse d'agrégation, 1875.

vives et nombreuses contrariétés qui l'affectèrent profondément. En même temps, elle ressentit dans les membres inférieurs une grande faiblesse qui ne fit que s'accroître de jour en jour, tellement qu'au bout de trois mois la marche devint impossible. Tout cela s'accompagnait d'une sensation de tension et de tiraillement dans la région des aînes et des lombes.

Marche de la maladie. — La rigidité envahit progressivement les membres inférieurs au point, dit la malade, que ses jambes étaient aussi raides que des planches. Pendant la journée ils étaient animés de mouvements anormaux d'extension et agités de soubresauts. Ces phénomènes ne se manifestaient pas pendant la nuit. Cet état grave la contraignit à entrer à l'hôpital; elle fut admise à Lariboisière dans le service de M. Millard, qui lui fit suivre un traitement hydrothérapique. La maladie sembla s'amender légèrement, ou du moins elle resta stationnaire, car la malade put, tant bien que mal, marcher encore pendant un an. Puis, la station debout lui fut absolument impossible. Deux ans et demi après les premiers débuts, les membres supérieurs sont pris des mêmes phénomènes de contracture. Elle siége surtout dans les doigts et est beaucoup plus intense quand la malade reste assise sur son fauteuil; le séjour au lit la diminue beaucoup. Pas de véritables douleurs dans les bras ou dans les jambes, pas de troubles de la vision. — La contracture des membres inférieurs qui ne permettait pas aux cuisses de s'écarter a gêné quelquefois l'émission des urines. — Tous ces accidents ont marché progressivement.

Etat actuel (15 *décembre* 1875). — La sante generale est assez satisfaisante. Le sommeil et l'appétit sont presque normalement conservés. Pourtant, depuis quelque temps on remarque un amaigrissement notable.

Membres inférieurs (*Examen au lit*). — Ils sont vivement serrés l'un contre l'autre : l'adduction est si prononcée que les genoux ne peuvent être écartés. L'extension de la jambe sur la cuisse et du pied sur la jambe est portée à son maximum. La contracture est si violente qu'il faut déployer une grande force pour la vaincre. Si l'on a soin de fléchir plusieurs fois de suite la jambe sur la cuisse et de relever fortement la pointe du pied, on provoque facilement la *trépidation*. Pas de modification de la sensibilité ; pas d'atrophie.

Membres supérieurs. — Les mouvements des membres supérieurs sont très-affaiblis ; ils sont néanmoins possibles dans une certaine mesure. La malade les soulève, quand ils sont pendants, jusqu'à la moitié de la hauteur du tronc. Les bras sont dans un état de demi-contracture ; demi-flexion de l'avant-bras sur le bras; les doigts fléchis (par contracture) dans la paume de la main. Point de tremblement, d'atrophie, ni de modification de la sensibilité.

Tronc. — Il survient quelquefois une semi-contracture des muscles abdominaux avec tympanisme. Une sensation constante de pesanteur persiste dans la région lombaire. La sensibilité du tronc est normale, sauf sur une zone de deux centimètres de hauteur, s'étendant horizontalement d'un sein à l'autre; en ce point elle est un peu émoussée. — Rien à noter du côté des poumons, du cœur, de la vessie et du rectum.

Station et marche. — On peut encore mettre la malade debout. Ses deux jambes contracturées la soutiennent comme deux bâtons rigides; souvent elles sont croisées. Elle est comme figée sur le sol, le corps penché en avant. En appuyant ses deux bras sur le barreau supérieur du dossier d'une chaise, elle peut faire glisser ses pieds et avancer ainsi à petits pas. Mais ce mode de progression lui serait impossible sur une surface moins polie que celle d'un parquet. — Elle se tient habituellement assise sur un fauteuil. — Dans cette position, les membres inférieurs gardent la position qu'on leur fait prendre. Si on fléchit à angle droit la jambe sur la cuisse, le membre se relève et le pied se maintient à une certaine distance du sol.

6 *mars* 1875. — L'amaigrissement fait des progrès; perte notable de l'appétit, diarrhée assez intense. La malade tousse depuis quelques jours.

L'état des *membres inférieurs* est toujours le même. Les *bras* semblent légèrement amaigris. Les mouvements y sont de plus en plus faibles. Les doigts fléchis dans la main sont bouffis.

Depuis un mois, les douleurs lombaires ont pris une intensité considérable. Elles s'exaspèrent au moindre mouvement du rachis. Le décubitus dorsal n'est supportable qu'en gardant l'immobilité la plus complète. Aussi la malade préfère-t-elle rester assise dans un fauteuil.

Le 20 *avril.* — La diarrhée qui s'est prolongée pendant trois semaines a notablement abattu les forces de la malade; une eschare en voie de réparation s'est produite au niveau du sacrum. A la suite de ces accidents intestinaux, la contracture des membres supérieurs a sensiblement diminué; la flexion volontaire du genou est possible ainsi que l'écartement des cuisses. La trépidation est toujours facilement provoquée.

Le bras gauche est incapable de tout mouvement, les doigts sont fléchis dans la paume de la main. Le bras droit se meut encore un peu. La contracture est peu marquée.

Comme on le voit dans cette observation ainsi que dans celles qui ont été rapportées plus haut, les membres supérieurs sont envahis par la paralysie et la contracture un certain temps après le début de la maladie : deux ans chez Lebourb (Obs. IV), quatre ans chez Sav. (Obs. III). Les bras sont contracturés en même temps que les jambes chez Dav. (Obs. I), mais dans ce cas nous nous trouvons en présence de phénomènes nerveux dus à l'intoxication saturnine. C'est donc après un temps relativement court que les membres supérieurs sont affectés. Nous sommes bien loin de l'opinion de Erb. qui prétend que cet accident ne survient que dans les stades *très-avancés* de la maladie ; pour lui, il ne l'a jamais rencontré, il a noté seulement une certaine faiblesse des extrémités supérieures. Cependant Oss. (Obs. III), n'a vu ses bras devenir malades que dix-huit ans après les premiers phénomènes du côté des jambes ; la paralysie des membres supérieurs s'est même accompagnée chez elle de vives douleurs dans le dos et les jambes, contrairement à ce que l'on observe d'habitude. La parésie des bras est immédiatement suivie par la contracture, mais celle-ci est bien moins prononcée que celle des membres inférieurs. Elle n'atteint que les fléchisseurs des doigts et légèrement le biceps. C'est là parésie qui domine ; les malades ne peuvent ni écrire ni coudre, il serrent mal les objets qu'ils saisissent et les laissent tomber. Les mouvements sont très-limités.

Cet état persiste ou s'améliore. Sur nos quatre malades, deux sont restées paralysées (Obs. II et IV) ; il leur est cependant possible de faire quelques mouvements très-limités ; les doigts sont fléchis dans la paume de la main, l'avant-bras un peu fléchi sous le bras. La raideur musculaire est très-faible ; c'est à peine si l'on constate un léger amaigrissement des bras très-explicable d'ailleurs par l'inactivité de ces membres. Quelquefois une amélioration très-notable survient : Dav... (Obs. I), a ses bras complètement libres, seulement la force musculaire est très-amoindrie. Enfin les membres supérieurs peuvent reprendre leur état normal. Oss..., a recouvré dans ses bras non seulement le liberté des mouvements, mais encore la force, elle comprime vigoureusement la main qu'on lui donne à serrer (Obs. III). Chez ces deux dernières malades comme chez les deux autres, la sensibilité est conservée dans tous ses modes, on ne trouve pas d'atrophie musculaire, ni de sensations douloureuses spontanées. Il nous a été impossible par tous les moyens de provoquer des mouvements trépidatoires dans les bras.

Graduellement, la contracture des membres inférieurs fait de tels progrès, que les malades, incapables de marcher, sont confinés dans leur lit ou dans un fauteuil, et que tout mouvement volontaire devient impossible dans les jambes. Nous ne trouvons d'exception que pour Oss... (Obs. III), qui peut encore marcher un peu sans le secours des béquilles. La marche présente, encore maintenant, à peu près le même aspect qu'au début de la maladie; le talon est fortement relevé par la contracture des muscles du mollet, la pointe du pied porte seule à terre. Le corps penché en avant est animé de mouvements saltatoires très-prononcés que la peur de tomber exagère, si, en effet, Oss..., s'appuie, ne serait-ce que du bout du doigt, sur un objet quelconque, la trépidation devient presque nulle. La démarche est lente et pénible, mais à l'aide des béquilles elle peut encore parcourir une assez grande distance; la pointe du pied traîne sur le sol et les souliers sont usés à la pointe. Chez les autres malades la marche est impossible ; avec des béquilles elles pourraient encore faire quelques pas, mais il faut pour cela que la pointe de leurs pieds puisse glisser sur une surface polie comme celle d'un parquet, ordinairement elles restent assises dans un fauteuil.

Les muscles abdominaux peuvent être à leur tour envahis par la contracture (Obs. IV); M. Charcot nous a cité un malade atteint de tabes spasmodique chez lequel cette contracture des muscles de l'abdomen provoquait l'émission involontaire de l'urine.

La trépidation est toujours provoquée facilement aux membres inférieurs. La sensibilité est partout conservée il n'y a pas d'atrophie musculaire. Une seule fois nous avons observé des douleurs lombaires assez intenses. Quelquefois, ainsi que le note aussi Erb (V. Obs. II), les extrémités des pieds sont froides. L'état général, à moins de complication diathésique, est bon ; les fonctions digestives s'accomplissent normalement. Il ne survient aucun trouble du côté du rectum, de la vessie ou des organes génitaux. Les facultés intellectuelles sont très-nettes et aucun signe n'indique des lésions des centres cérébraux.

EN RÉSUMÉ, l'évolution du *tabes dorsal spasmodique* est éminemment lente, elle peut être divisée en trois périodes caractérisées par des symptômes particuliers.

1° Parésie graduelle des membres inférieurs s'accompagnant rarement de phénomènes douloureux. Pas de troubles de la sensibilité.

2° Contracture envahissant ces mêmes membres inférieurs et donnant à la marche des malades un aspect particulier. Trépidation spontanée et provoquée, celle-ci constante.

3° La parésie et la contracture gagnent les membres supérieurs ; cet état peut persister, s'améliorer ou disparaître. La contracture des membres inférieurs fait de tels progrès que la marche devient généralement impossible ; contracture possible des muscles abdominaux.

La sensibilité est toujours conservée dans son intégrité ; les sensations douloureuses spontanées sont rares. Il n'y a pas d'atrophie musculaire, ni de troubles du rectum de la vessie ou des organes génitaux. L'état général est bon, les fonctions cérébrales s'accomplissent normalement.

Marche. — Durée. — Terminaison

La marche du *tabes dorsal spasmodique* est, comme nous l'avons vu, éminemment lente. Arrivée à la période de contracture avec abolition de tout mouvement volontaire dans les membres inférieurs, la maladie reste stationnaire. Cet état peut durer fort longtemps, puisque nous voyons une malade qui en est atteinte depuis plus de vingt ans, jouir actuellement d'une bonne santé. Nous ne pensons pas que la mort soit occasionnée par la maladie elle-même; elle sera généralement due à une maladie intercurrente. Chez une de nos malades (Obs. I), nous avons noté une phthisie très-évidente; on sait qu'elle accompagne souvent les maladies d'origine spinale.

Diagnostic.

L'étude assez longue que nous avons faite plus haut dela symptomatologie du tabes dorsal spasmodique aura donné, nous osons l'espérer, une idée assez nette de l'aspect général que présente cette maladie. Mais nous nous sommes empressé de faire remarquer, comme nous l'enseigne M. le professeur Charcot, qu'aucun des phénomènes observés n'est propre à cette affection ; c'est seulement leur évolution spéciale et leur enchaînement constant qui renseignent sur son existence. Le diagnostic du *tabes spasmodique* présentera donc quelques difficultés, car il sera possible de le confondre avec un certain nombre de maladies d'origine spinale qui ont avec lui des signes communs.

Ce n'est guère qu'arrivé à la deuxième période, lorsque la contracture des membres inférieurs est bien manifeste, que le tabes spasmodique pourra être reconnu. Un malade a vu ses jambes s'affaiblir graduellement sans ressentir aucune douleur, soit dans le dos, soit dans les jambes ; la marche est devenue pénible, les pieds se détachant difficilement du sol. Peu à peu la contracture a succédé à la parésie, le malade marche alors sur la pointe des pieds, le corps penché en avant ou bien le tronc raidi et déjeté en arrière comme pour faire équilibre au membre inférieur qu'il soulève avec peine à l'aide des muscles du bassin ; la trépidation se manifeste spontanément ou est très-facile à provoquer ; la contracture ne s'accompagne pas de sensations douloureuses, de troubles de la sensibilité, ni d'aucun phénomène du côté de la vessie ou du rectum ; les fonctions cérébrales s'accomplissent normalement, rien ne dénote des lésions du côté des centres cérébraux ; l'état général est bon. On sera en droit de dire que ce malade est atteint de *tabes dorsal spasmodique*, se réservant toutefois de voir justifier son diagnostic par la marche ultérieure de la maladie.

Les maladies avec lesquelles on peut confondre le *tabes spasmodique* sont :

1° La myélite transverse primitive ;
2° La myélite par compression ; { Mal de Pott, cancer vertébral, tumeurs intra-rachidiennes.
3° L'ataxie locomotrice ;
4° La sclérose en plaques disséminées ;
5° La sclérose latérale amyotrophique ;
6° L'hystérie ;
7° Les hémiplégies par suite d'hémorrhagie cérébrale.

1° La *myélite transverse primitive* étant une affection qui atteint la moelle épinière dans toute son épaisseur et dans une certaine étendue, il est naturel qu'elle présente avec le tabes spasmodique des symptômes communs, puisque les cordons latéraux sont affectés dans les deux cas ; seulement la myélite transverse s'attaque aussi à tous les autres départements de la moelle, aussi s'accompagne-t-elle de phénomènes étrangers ou tabes spasmodiques. Plaçons en regard les symptômes observés dans les deux maladies pour mieux pouvoir les comparer.

MYÉLITE TRANSVERSE.	TABES SPASMODIQUE.
Survient ordinairement à la suite d'un refroidissement ; — marche assez rapide dès le début.	De cause généralement inconnue ; — début insidieux, marche lente.
Sensation de froid dans le dos et les jambes, sensibilité modifiée dans les membres inférieurs.	Aucune sensation anomale ; pas de troubles de la sensibilité.

Incontinence d'urine paralysie et flaccidité des membres inférieurs.	Rien du côté de la vessie. Même phénomène.
Marche de plus en plus pénible ; les genoux fléchissent.	De même dans le tabes.
La marche devient impossible ; — rigidité d'abord temporaire, puis permanente.	Contracture permanente.
Trépidation spontanée et provoquée.	De même dans le tabes.

Le *tabes spasmodique* se distingue donc de la myélite transverse par son début insidieux, sa marche lente, l'absence à peu près complète de phénomènes douloureux, de troubles du côté de la vessie et de la permanence de la contracture.

2° *Myélite par compression.* La carie vertébrale ou *mal de Pott*, le *cancer vertébral*, les *tumeurs intra-rachidiennes* de toute nature sont les causes les plus fréquentes de la paraplégie par compression lente (1). Il est de toute importance de bien reconnaître si la paralysie des membres inférieurs est due au tabes spasmodique ou à la compression de la moelle. Si elle était due à un mal de Pott, par exemple, il serait indiqué d'intervenir, un traitement bien entendu pouvant amener, assez souvent, dans une catégorie de cas spécifiés par M. Charcot, une guérison complète de la paraplégie.

Comparons, comme ci-dessus, les symptômes observés dans les deux maladies.

MYÉLITE PAR COMPRESSION.	TABES SPASMODIQUE.
Déformations de la colonne vertébrale dans le mal de Pott.	Pas de déformations.
Douleurs pseudo-névralgiques très-intenses, s'irradiant en ceinture.	Pas de douleurs.

(1) Voir Charcot. — *De la compression lente de la moelle épinière. Leçons sur les maladies du système nerveux*, faites à la Salpêtrière, recueillies et publiées par Bourneville, 1873.

Dans le cancer vertébral paraplégie douloureuse, hypéresthésie douloureuse.	Négatif.
Fourmillements, engourdissement.	Négatif.
Parésie, puis paralysie des membres inférieurs.	De même dans le tabes.
Rigidité temporaire, puis permanente.	Contracture permanente dès le début.
Phénomènes reflexes exaltés; trépidation provoquée dans certains cas.	Trépidation constante.
Si la myélite siége dans la région lombaire, troubles de la vessie et du rectum.	Non dans le tabes.
Hypéresthésie et dysesthésie.	Non dans le tabes.

La comparaison des signes fournis par le *tabes spasmodique* et la myélite par compression ne permettra pas de confondre ces maladies. Il en sera de même pour *la myélite chronique vulgaire* qui s'accompagne de beaucoup de symptômes communs aux deux autres genres de myélite et où dominent toujours les phénomènes, douleur et anesthésie, qu'on ne trouve pas dans le tabes spasmodique.

3° L'*ataxie locomotrice progressive* ne pourra être confondue que difficilement avec le tabes spasmodique, même au début. Nous donnons, d'après Erb et après l'avoir complété, le tableau comparatif des signes de ces deux affections.

ATAXIE LOCOMOTRICE.	TABES SPASMODIQUE.
Au début, douleurs fulgurantes, troubles céphaliques, anesthésie, troubles gastriques. Incontinence d'urine, faiblesse génitale.	Santé bonne. Sensibilité intacte; pas de douleurs en ceinture; rien du côté des organes génitaux.
Brusque projection du pied en avant.	Les pieds adhèrent au sol.
Pointe du pied tournée en dehors.	Membres raides, contracture des mollets.

Les talons frappent avec bruit.	Marche sur la pointe du pied.
Au lit, mouvements brusques et incertains, trépidation non provoquée.	Mouvements volontaires impossibles, trépidation constante.
Impuissance, affections vésicales. — Relâchement du sphincter anal.	Négatif.
Troubles de la sensibilité.	Négatif.

Entre ces deux maladies, la distinction est très-facile à faire, tant les symptômes observés diffèrent entre eux.

4° La *sclérose en plaques disséminées* n'a de commun avec le *tabes spasmodique* que la paraplégie des membres inférieurs et quelquefois la trépidation. Mais jamais on ne rencontre dans le tabes spasmodique le tremblement des membres, l'embarras de la parole ou les troubles de l'intelligence et des sens qui sont de règle dans la sclérose en plaques disséminées. Toutefois, nous faisons nos réserves pour le cas où la sclérose en plaques serait bornée aux faisceaux latéraux ; au début de la maladie, si les symptômes sont seulement la paralysie et la contracture sans lésions de la sensibilité, le diagnostic serait fort difficile (1).

5° La *sclérose latérale amyotrophique*. Nous avons déjà fait remarquer que l'on ne rencontrait jamais d'atrophie musculaire chez les malades atteints de tabes spasmodique.

Il suffira d'indiquer la *contracture hystérique permanente* et la contracture des *hémiplégiques* comme pouvant offrir quelque signe commun avec notre maladie. L'examen des antécédents ne laissera plus la moindre chance d'erreur.

---

(1) Voir Charcot. — *Leçons sur les maladies du système nerveux.* — Bourneville et Guérard. *De la sclérose en plaques disséminées*, 1869.

Nature de la maladie.

Tant que l'examen anatomique ne sera pas venu nous renseigner, nous devons nous tenir sur la réserve. Toutefois, en présence des symptômes cliniques du tabes spasmodique, paraplégie, contracture permanente, trépidation, absence de phénomènes douloureux et de tout désordre fonctionnel, M. Charcot se croit autorisé à mettre cette maladie sur le compte d'une *sclérose des cordons latéraux de la moelle épinière*. Erb ne s'est pas prononcé à ce sujet ; il s'est contenté d'enregistrer, sans la discuter, la manière de voir du savant médecin de la Salpétrière, opinion que nous croyons être la vraie.

Le *tabes spasmodique* est-il une entité morbide ? La clinique répond oui. Toutefois il peut se faire que ce ne soit là qu'une forme spéciale de la sclérose en plaques ou une anomalie de la sclérose latérale amyotrophique. Nous nous contentons de poser ce point d'interrogation, espérant que la vérité sur cette question ne tardera pas à se faire connaître.

Pronostic. — Traitement.

Par lui-même, le tabes dorsal spasmodique ne met pas en danger les jours des malades qui en sont atteints ; car nous voyons des malades affectés de tabes spasmodique depuis de longues années et dont l'état général s'est néanmoins bien conservé. Le *pronostic* n'en est pas moins des plus fâcheux au point de vue fonctionnel ; car les tabétiques sont réduits le plus souvent à ne pas quitter leur lit ou leur fauteuil, heureux quand il leur reste encore quelques mouvements possibles dans les membres supérieurs. Il n'est guère possible de prévoir que la mort survienne par suite de lésions du tabes spasmodique ; ce sera assurément une maladie intercurrente qui amènera le dénoûment fatal.

Quant au traitement, il nous paraît tout-à-fait inefficace, au moins dans les stades avancés de la maladie. Erb qui, à son dire, n'a vu que des cas récents, affirme avoir obtenu une guérison et des améliorations à l'aide de la galvanothérapie. Les courants ascendants appliqués le long de la colonne vertébrale aidés de l'hydrothérapie devront être employés dès le début de la maladie. Il y a lieu d'espérer qu'ils donneront de bons résultats.

CONCLUSIONS.

Il existe une affection médullaire s'accompagnant d'une suite de phénomènes qui indiquent une forme particulière de myélite. M. le professeur Charcot lui a donné le nom de *tabes dorsal spasmodique.*

Cette maladie est caractérisée par une parésie graduelle des membres inférieurs à laquelle succède la contracture qui donne à la démarche des malades un aspect particulier. La trépidation provoquée ou spontanée est constante. Les membres supérieurs sont pris à leur tour d'une façon permanente ou passagère. La contracture fait des progrès et rend la marche impossible. Pas de troubles de la sensibilité, pas de douleurs, pas d'atrophie musculaire. Rien du côté de la vessie ou du rectum.

L'ensemble des symptômes ne permettra pas de confondre le tabes spasmodique avec la myélite transverse, la myélite par compression, etc.

La marche de la maladie est très-lente ; elle ne met pas en danger les jours des malades.

Le traitement comprendra l'usage des courants ascendants et de l'hydrothérapie.

TABLE DES MATIÈRES

VERSAILLES. — IMPRIMERIE CERF ET FILS, 59, RUE DU PLESSIS.

www.ingramcontent.com/pod-product-compliance
Ingram Content Group UK Ltd.
Pitfield, Milton Keynes, MK11 3LW, UK
UKHW021127230726
13926UKWH00002B/654